AF152377

BEI GRIN MACHT SICH IHR WISSEN BEZAHLT

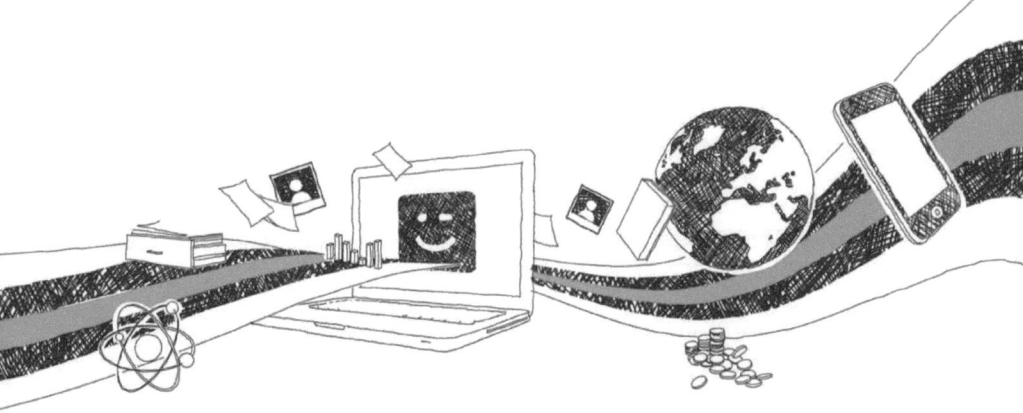

- Wir veröffentlichen Ihre Hausarbeit,
  Bachelor- und Masterarbeit

- Ihr eigenes eBook und Buch -
  weltweit in allen wichtigen Shops

- Verdienen Sie an jedem Verkauf

Jetzt bei www.GRIN.com hochladen und kostenlos publizieren

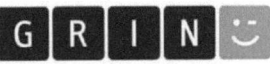

Dagmar Käding

Ärztliche Berufsausübung in der ambulanten medizinischen Versorgung nach Implementierung des GKV-Modernisierungsgesetzes 2004

Bieten Medizinische Versorgungszentren den niedergelassenen Ärzten eine erfolgreiche Zukunftsorientierung?

GRIN Verlag

Bibliografische Information der Deutschen Nationalbibliothek:

Die Deutsche Bibliothek verzeichnet diese Publikation in der Deutschen National-
bibliografie; detaillierte bibliografische Daten sind im Internet über http://dnb.d-
nb.de/ abrufbar.

Dieses Werk sowie alle darin enthaltenen einzelnen Beiträge und Abbildungen
sind urheberrechtlich geschützt. Jede Verwertung, die nicht ausdrücklich vom
Urheberrechtsschutz zugelassen ist, bedarf der vorherigen Zustimmung des Verla-
ges. Das gilt insbesondere für Vervielfältigungen, Bearbeitungen, Übersetzungen,
Mikroverfilmungen, Auswertungen durch Datenbanken und für die Einspeicherung
und Verarbeitung in elektronische Systeme. Alle Rechte, auch die des auszugsweisen
Nachdrucks, der fotomechanischen Wiedergabe (einschließlich Mikrokopie) sowie
der Auswertung durch Datenbanken oder ähnliche Einrichtungen, vorbehalten.

Impressum:

Copyright © 2010 GRIN Verlag GmbH
Druck und Bindung: Books on Demand GmbH, Norderstedt Germany
ISBN: 978-3-656-50909-7

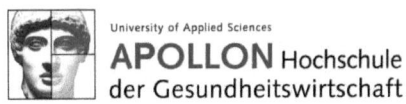
University of Applied Sciences
APOLLON Hochschule
der Gesundheitswirtschaft

Betrachtung der ärztlichen Berufsausübung im Bereich der ambulanten
medizinischen Versorgung nach der Implementierung des GKV-
Modernisierungsgesetzes (GMG) 2004 im deutschen
Gesundheitswesen

Bieten Medizinische Versorgungszentren den niedergelassenen Ärzten
eine erfolgreiche Zukunftsorientierung?

Hausarbeit

Studiengang Bachelor of Arts Gesundheitsökonomie
Berlin, 25.05.2010

Erstellt von:
Dagmar Höselbarth

Inhaltsverzeichnis

Abkürzungsverzeichnis

Abb.	Abbildung
ebd.	Ebenda
et al.	et alteri/ et alii
GKV	gesetzliche Krankenversicherung
GMG	GKV-Modernisierungsgesetz
u.a.	unter anderem
v.a.	vor allem
z.B.	zum Beispiel

Abbildungsverzeichnis

Einleitung

Das deutsche Gesundheitswesen kämpft mittlerweile seit Jahrzehnten mit Problemen der Finanzierung und deren effizienten Lösungsansätzen. Häufig wird der Begriff „Kostenexplosion" zur Erklärung der Finanzprobleme angewandt und damit wird auch die Lenkung auf Ausgabenseite des Gesundheitswesens forciert.

Es wird anhand der sekundären Forschungen durch Statistiken verdeutlicht, dass die Ausgaben im Gesundheitswesen in den letzten Jahrzehnten deutlich gestiegen sind. (Abb. 1) Im Jahr 2002 wurde bei den gesetzlichen Krankenkassen ein Defizit von 2.96 Milliarden Euro festgestellt.[1]

Die Gründe der Finanzierungsprobleme sind vielfältig. Nicht zuletzt führen medizinischer Fortschritt, steigernde Nachfrage nach medizinischen Gütern und Dienstleistungen in immer älterwerdenden Gesellschaft zu enormen finanziellen Belastungen.[2]

Neben der Kostenseite sind auch die Bereiche der Realausgaben für Gesundheitsdienstleistungen sowie Einnahmestagnation der Kostenträger und Belastungsverschiebungen zwischen einzelnen Kostenträgern im Gesundheitswesen. Nicht nur aus den u. a. oben genannten Gründen wird die Mittelknappheit im öffentlichen Sozialsystem sehr deutlich und die daraus resultierenden gesetzlichen Reformen, die verstärkt unter Kosten- und Leistungsdruck stehen.[3]

---

[1] Vgl. Reichl; Prospektive Auswirkungen der Kosteneinsparung im Gesundheitswesen auf Ärzte, Patienten und die Industrie (2005), S. 8

[2] Vgl. Blankart, Fasten, Schwintowki; Das deutsche Gesundheitswesen zukunftsfähig gestalten (2009), S. 3

[3] Vgl. Greulich; Wissensmanagement im Gesundheitswesen (2005), S. 5

Abbildung 1: Entwicklung der Gesundheitsausgaben in Deutschland (nominal)

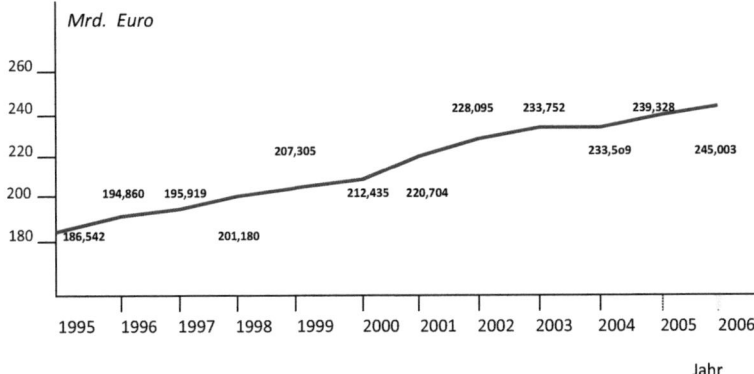

Quelle: Gesundheitsberichterstattung des Bundes, Statistisches Bundesamt (2010)

1. Problemstellung

Das deutsche Gesundheitswesen wurde in den letzten Jahren vielfach gesetzlich verändert. Durch steigende Ausgaben in sozialen Bereichen sowie eine hohe Arbeitslosigkeit führten zu einer Initiation der Reorganisationen, wie Abbildung 2 darstellt.[4] Die gesetzlichen Reformen zielen auf alle wichtigsten Akteure im Gesundheitswesen ab. Diese wären u.a. Krankenkassen, Krankenhäuser, Apotheken, Ärzteschaft, Patienten oder die Gesundheitsindustrie.[5]

---

[4] Vgl. Blankart, Fasten, Schwintowski; Das deutsche Gesundheitswesen zukunftsfähig gestalten (2009), S. 17

[5] Vgl. Reichl; Prospektive Auswirkungen der Kosteneinsparung im Gesundheitswesen auf Ärzte, Patienten und die Industrie (2005), S. 9

Eine Kumulation von Gesundheitsreformgesetzen sollte die gesetzlichen Sozialversicherungsbeiträge stabilisieren und die Versorgung auf ein hohes Niveau weiterentwickeln, sowie technische Innovationen forcieren.[6]

Abbildung 2: Gesundheitsreformen von 1970-2008

Einführung/Umsetzung	Gesetz
1.7.1977	• Krankenversicherungs-Kostendämpfungsgesetz
1.12.1981/1.7.1982	• Krankenhaus-Kostendämpfungsgesetz
1.1.1983	• Kostendämpfungs-Ergänzungsgesetz
1.1.1984	• Haushaltsbegleigesetz 1983
1.1.1985	• Haushaltbegleitgesetz 1984
1.1.1989	• Gesundheits-Reformgesetz
21.12.1992	• Gesundheits-Strukturgesetz
1.1.2000	• Gesetz zur Reform der gesetzlichen Krankenversicherung ab dem Jahr 2000
1.1.2002	• Gesetz zur Ablösung des Arznei- und Heilmittelbudgets
1.1.2003	• Beitragssatzsicherungsgesetz
1.1.2003	• Gesetz zur Einführung des diagnose-orientierten Fallpauschalensystems für Krankenhäuser
1.1.2004	• Gesetz zur Modernisierung der Gesetzlichen Krankenversicherung
1.4.2007	• Gesetz zur Stärkung des Wettbewerbs in der gesetzlichen Krankenversicherung

Quelle: Eigene Darstellung in Anlehnung an Blankart (2009)

---

[6] Vgl. Wirtschaftsdienst, 85. Jahrgang (2005), S. 664ff

1.1. GKV-Modernisierungsgesetz (GMG) als Problemlösung

Die politischen Parteien im Deutschen Bundestag sind im Jahr 2003 zu dem Entschluss gekommen, dass ohne weitere Regelungen bzw. Änderungen auf dem Gesundheitssektor die bis jetzt existierende gesetzliche Bestimmungen zu einem Ausgabenanstieg im Gesundheitswesen, der die Einnahmen übersteigt, führt.

Vorwiegend im Bereich der Volkskrankheiten, die eine der größten finanziellen Herausforderungen darstellen, wurden die Effektivität und Transparenz moniert. Der Lösungsansatz politischen Akteure zur Kostensenkung sowie Erhöhung der Qualität und Effektivität der medizinischen Versorgung wurde mittels des GKV-Modernisierungsgesetzes (GMG) forciert[7], wie u. a. Bekämpfung der Volkskrankheiten durch Prävention, Disziplinierung der Eigenverantwortung der Patienten, Aktivierung der Förderung und Forderung der eigenverantwortlichen Gesundheit.[8] Weitere Maßnahmen zur höheren Kosteneffizienz im deutschen Gesundheitswesen wären z. B. die Erhöhung der Bedeutung der Medizin auf dem ambulanten Sektor, wie weltweite Gesundheitssysteme verdeutlichen.[9]

Mit dem Inkrafttreten des Gesetzes zur Modernisierung der Gesetzlichen Krankenversicherung Anfang 2004 eröffnete sich eine Möglichkeit zur Wettbewerbsstärkung auf dem ambulanten Sektor und mehr Gestaltungsmöglichkeiten der Leistungserbringer. Die Einführung der Medizinischen Versorgungszentren bietet den niedergelassenen Ärzten eine weitere Möglichkeit der qualitativeren medizinischen Versorgung bei gleichzeitiger Kostensenkung durch z. B. gemeinsame Nutzung der medizinischen Geräte.[10]

---

[7] Vgl. Schulte, Schulz; Medizinische Versorgungszentren (2007), S. 71

[8] Vgl. Schmidt; Eigenverantwortung haben immer die Anderen (2008), S. 199

[9] Vgl. Grönemeyer; Gesundheitswirtschaft, Die Zukunft für Deutschland (2005), S. 111

[10] Vgl. Blankart, Fasten, Schwintowski; Das deutsche Gesundheitswesen zukunftsfähig gestalten (2009), S. 138

1.2. Ziele des GKV-Modernisierungsgesetzes (GMG)

Mit dem GKV-Modernisierungsgesetz (GMG) wird ein primäres Ziel verfolgt: Die Versorgungsstrukturen im deutschen Gesundheitswesen sollen weiterentwickelt werden. Das bedeutet mehr Wettbewerb zwischen den Krankenkassen, mehr Wahlmöglichkeiten für die Patienten und erhöhten unternehmerischen Spielraum der Akteure in den unterschiedlichen Sektoren des Gesundheitswesens. [11]

1.3. Historie und Gegenwart der Medizinischen Versorgungszentren

Das medizinische Versorgungszentrum ist keine neue Erfindung des Bundesgesetzgebers. Das Vorbild waren die Einrichtungen nach § 311 Abs. 2 SGB V, früher gekannt als „Poliklinik" in der ehemaligen DDR. Die positiven Aspekte der Polikliniken – fachübergreifende und interdisziplinäre Zusammenarbeit - sollten nun durch die neue Gesetzgebung forciert werden. [12]

Die sublimierte Wirtschaftlichkeit wird deutlich, wie ein Beispiel zeigt: Das POLIKUM Friedenau ist seit dem 17.Oktober 2005 eröffnet. 16 Ärzte waren dort beschäftigt. Mit jedem Quartal wurde die Anzahl der Ärzte erweitert, im Jahr 2007 ist die Anzahl der Ärzte auf 40 gestiegen. [13] Der Gründer ist Dr. Wolfram Otto als Mehrgesellschafter. Die POLIKUM-Gruppe ist zusammengesetzt aus mehreren Unternehmen, jedoch nur aus wenigen Gesellschaftern. [14]

---

[11] Vgl. Amelung, Meyer-Lutterloh, Schmid, Seiler, Lägel, Weatherly; Integrierte Versorgung und Medizinische Versorgungszentren, Von der Idee zur Umsetzung (2008), S. 6

[12] Vgl. Eva-Maria Reichert; Das medizinische Versorgungszentrum in Form von einer GmbH (2008), S. 3

[13] Vgl. Amelung, Lägel, Meyer-Lutterloh, Schmid, Seiler, Weatherly; Leuchtturmprojekte Integrierter Versorgung und Medizinischer Versorgungszentren, Innovative Modelle der Praxis (2007), S. 227

[14] Vgl. ebd. S. 228

Die ersten Ergebnisse der wirtschaftlichen Entwicklung nach einem Jahr Geschäftstätigkeit haben positive Erfolge erzielt. Ein massiver Rückgang der stationären Fälle wurde festgestellt. Dadurch wurden Krankenhauskosten gespart, was wiederum eine Entlastung des GKV-Systems bedeutet. Eine Vermutung liegt nahe, eine Kooperations- und Organisationsform arbeitet effektiver als Einzelpraxis.[15]

2. Rahmenbedingungen für die Gründung der Medizinischen Versorgungszentren

Medizinische Versorgungszentren sind nach Paragraf 95 des SGB V:

„ Medizinische Versorgungszentren sind fachübergreifende ärztlich geleitete Einrichtungen, in denen Ärzte, die in das Arztregister nach Absatz 2 Satz 3 Nr. 1 eingetragen sind, als Angestellte oder Vertragsärzte tätig sind. Die Medizinischen Versorgungszentren können sich aller zulässigen Organisationsformen bedienen; sie können von den Leistungserbringern, die aufgrund von Zulassung, Ermächtigung oder Vertrag an der medizinischen Versorgung der Versicherten teilnehmen, gegründet werden. Die Zulassung erfolgt für den Ort der Niederlassung als Arzt oder den Ort der Niederlassung als medizinisches Versorgungszentrum (Vertragsarztsitz)."[16]

---

[15] Vgl. ebd. S. 231

[16] SGB V, § 95 (1) in der Fassung vom 01.01.2004, zum 01.01.2007 wurde diese Regelung durch das VÄndG um eine Definition „fachübergreifend" erweitert.

2.1. Das Vertragsänderungsgesetz (VÄndG)

Ergänzt durch die Änderung von 01.01.2007 (Vertragsänderungsgesetz) mit den Inhalten:

„Eine Einrichtung nach Satz 2 ist dann fachübergreifend, wenn in ihr Ärzte mit verschiedenen Facharzt- oder Schwerpunktbezeichnungen tätig sind; sie ist nicht fachübergreifend, wenn die Ärzte der hausärztlichen Arztgruppe nach § 101 (5) angehören und wenn die Ärzte oder Psychotherapeuten der psychotherapeutischen Arztgruppe nach § 101 (4) angehören. Sind in einer Einrichtung nach Satz 2 ein fachärztlicher und ein hausärztlicher Internist tätig, so ist die Einrichtung fachübergreifend."[17]

Durch die Neuregelung des Vertragsänderungsgesetz (VÄndG) wird deutlich, dass Ärzte sektorenübergreifend gleichzeitig als Angestellte und Freiberufler arbeiten können. So wird es möglich sein, dass ein Krankenhausarzt, der halbtags tätig ist, die andere Hälfte der Zeit in seiner Vertragsarztpraxis mit einem hälftigen Versorgungsauftrag arbeitet.

Weiterhin bedeutet nach dem VÄndG „Fachübergreifende Tätigkeit" in einem Medizinischen Versorgungszentrum, dass Ärzte derselben Fachrichtung auch dann als „fachübergreifend" gelten, wenn sie unterschiedliche Schwerpunktbezeichnungen führen (z.B. Internist/Kardiologe und Internist/Angiologe).

2.2. Weitere gesetzliche Änderungen zu Medizinischen Versorgungszentren

Bislang erhielten angestellte Ärzte eines MVZ nach fünf Jahren der Beschäftigung unbeschadet von Zulassungsbeschränkungen eine Zulassung. Dieses Zulassungsprivileg ist für Anstellungen seit dem 1. Januar 2007 entfallen.

---

[17] Vgl. Internet unter http://www.buzer.de , Stand 10.04.2010

Zum Anstellungsverhältnis: nach der neuen Regelung lt. Vertragsänderungsgesetz in Bezug auf Medizinische Versorgungszentren können Ärzte in der Praxis nach Genehmigung durch den Zulassungsausschuss auch weitere Ärzte anstellen, ohne dass sie wie bis jetzt, künstlich ein MVZ bilden.

Fachfremde Ärzte und deren Anstellungsverhältnis: Bis jetzt galt die Regel, dass nur Medizinische Versorgungszentren die Anstellung fachfremder Ärzte tätigen konnte. Seit 01.01.2007 können nun auch die Praxen fachfremde Ärzte anstellen. Die Angestellten müssen dennoch eine „Zulassung" besitzen, in Falle der Zulassungsbeschränkungen. Die Angestellten-Zulassungen können als Vollzeit-, Dreiviertel-, halbe oder Viertel-Stelle besetzt werden.[18]

2.3. Möglichkeiten durch Kooperationen

Im Gegensatz zu der Einzelpraxis gibt es zahlreiche Möglichkeiten, durch Kooperationen in einem Medizinischen Versorgungzentren, kosteneffizienter Gewinn zu erzielen. Die aktuellen Ergebnisse liefern den Beweis: MVZ vergrößern sich kontinuierlich. Viele haben inzwischen die Größenordnung eines Mittelstand-Unternehmens erreicht, in denen mehr als 20 Ärzte tätig werden. Der Erlös beträgt durchschnittlich eine Million Euro jährlich. Diese Entwicklung ergibt sich nicht zuletzt aus einer Kooperation, gemeinsamer Nutzung der medizinischen Geräte, was eine optimale Auslastung und gleichzeitig Kostensenkung bedeutet.[19]

---

[18] Vgl. Hohmann, Klawonn; Das Medizinische Versorgungszentrum (MVZ)-Verträge (2007), S. 1 und 2

[19] Vgl. KU Gesundheitsmanagement; 79. Jahrgang, März 2010, S. 55

Auch nach dem Vertragsänderungsgesetz gibt es viele Gründe, in einem MVZ tätig zu werden z. B. für einen Vertragsarzt seinen Vertragsarztsitz an ein MVZ zu verkaufen und die Beschäftigung als angestellter Arzt aufzunehmen, dies würde eine Alterssicherung gewährleisten. Für junge Ärzte könnte die Anstellung in einem MVZ bedeuten, dass sie kein wirtschaftliches Risiko eingehen müssen wie bei einer eigener Praxisgründung, weiterhin können v. a. junge berufstätigen Ärztinnen ihre Familie und Beruf effektiver koordinieren können aufgrund der Flexibilität der Arbeitszeiten.[20]

2.4. Praxisbeispiel – MVZ München

Zur Verdeutlichung der möglichen wirtschaftlichen sowie beruflichen Vorteile wird ein reales Praxisbeispiel illustriert:

Es handelt sich um ein MVZ am Pasinger Bahnhofsplatz in München. Dort sind auf 1500 Quadratmetern etwa 15 Ärzte tätig. Die dort tätigen Ärzte sind Gynäkologen, Fachärzte für Kinderheilkunde, Orthopäden, Kardiologen, Pneumologen et al. Es wird dort keine „übermäßige Spezialisierung und übertriebene Gerätemedizin" geben. Die Tätigkeit dort bietet den Ärzten viele Vorteile; sie haben mehr Zeit für die Patienten, da die Verwaltung für sie entfällt und der wirtschaftliche Druck ist geringer, da das Risiko statt auf den Einzelnen auf die Gruppe verteilt wird. Weiterhin haben die Ärzte drei verschiedene Optionen der Anstellung: als Facharzt ohne eigenen KV-Sitz oder eigene Praxisgemeinschaft in den MVZ-Räumen. Die Ärzte, die sich für den Verkauf ihres KV-Sitzes an das MVZ entschieden haben, haben die Option, in Teil- oder Vollzeit angestellt zu sein.[21]

---

[20] Vgl. Hohmann, Klawonn; Das Medizinische Versorgungszentrum(MVZ)-Verträge (2007), S. 21

[21] Vgl. im Internet www.Ärztezeitung.de, 24. 02.2010

3. Gründungsvoraussetzungen

Ein MVZ kann nur dann gegründet und zur vertragsärztlichen Versorgung zugelassen werden, wenn die gesetzlichen Regelungen gewährleistet werden. Diese sind im Sozialgesetzbuch (SGB) V § 95 geregelt.[22]

Der Gründerkreis:

Zu dem Gründerkreis der medizinischen Versorgung durch ein MVZ zählen u. a:

➤ Vertragsärzte

➤ Vertragspsychotherapeuten

➤ Vertragszahnärzte

➤ Ermächtigte Ärzte

➤ Träger von Krankenhäusern (deren Krankenhäuser im Landesversorgungsplan aufgenommen sind oder einen Versorgungsauftrag mit den Krankenkassen abgeschlossen haben)

➤ Träger von Vorsorge- und Rehabilitationseinrichtungen

➤ Ärztliche Einrichtungen des Müttergenesungswerks

➤ Universitäten als Träger von Hochschulambulanzen

➤ Psychiatrische Institutsambulanzen

➤ Sozialpädiatrische Zentren

➤ Träger von Einrichtungen der Behindertenhilfe

➤ Heil- und Hilfsmittelerbringer

➤ Apotheker

➤ Einrichtungen gemäß § 311 SGB V (ehemalige Polikliniken der DDR)

➤ Krankenhausapotheken

➤ Sonstige Leistungserbringer[23]

---

[22] Vgl. im Internet www.sozialgesetzbuch.de, 17.05.2010

[23] Vgl. Reichert; Das medizinische Versorgungszentrum in Form einer GmbH; (2008), S. 81

4. Rechtsformen

Möglichkeiten der zulässigen Rechtsformen der Gründung eines MVZ:

Nach § 95 SGB Abs. 1 können Medizinische Versorgungszentren alle zulässigen Organisationsformen zur Gründung wählen, sie können von den Leistungserbringern, die eine Zulassung, Ermächtigung oder Vertrag der medizinischen Versorgung der Versicherten aufweisen, gegründet werden. [24] Die Zulassungen gelten sowie für den Ort der Niederlassung als Arzt als auch für den Ort der Niederlassung als medizinisches Versorgungszentrum (Vertragsarztsitz).[25]

Die möglichen Gründungsformen wären u. a.:

➤ Körperschaften:
- Kapitalgesellschaften (z.B. GmbH, AG oder Private Limited Company)
- Genossenschaften
- Vereine

➤ Personengesellschaften
- Handelsgesellschaften (OHG oder KG)
- GbR

➤ Sonstige Rechtsformen
- Partnerschaftsgesellschaft.[26]

---

[24] Vgl. Konerding; Der Vertragsarztsitz im Medizinischen Versorgungszentrum (2009), S. 62

[25] Vgl. im Internet www.aok-gesundheitspartner.de, 17.05.2010

[26] Vgl. Hohmann, Klawonn; Das Medizinische Versorgungszentrum (MVZ)-Verträge (2007), S. 13

5. Empirische Analyse der Weiterentwicklung der MVZ

5.1. Wahl der Rechtsform seit 2005

Die empirische Analyse der häufigsten Rechtsformwahl zeigt, dass die Gründung eines MVZ in Form einer GmbH und GbR favorisiert wird, nicht zuletzt aufgrund der Haftungsbeschränkung, siehe Abb. 3 und 4.

Abbildung 3: Wahl der Rechtsform

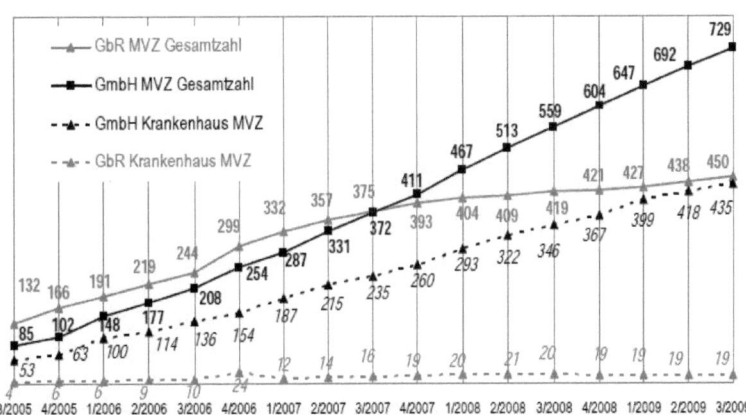

Quelle: Kassenärztliche Bundesvereinigung (2009), S. 4

Abbildung 4: Rechtsformen von MVZ

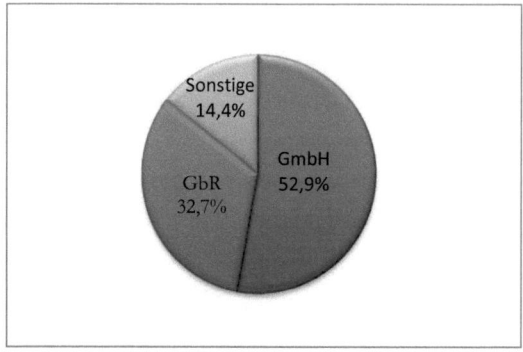

Quelle: Eigene Darstellung

5.2. MVZ-Gründungen seit 2005 im Überblick

Bis zum 30.09.2009 hatten in Deutschland 1.378 zugelassene MVZ ihre Tätigkeit aufgenommen. Die Größe der zugelassenen MVZ variiert hier erheblich. Es wird deutlich, dass
die Gründungszahl stetig steigt. Die gesamte Entwicklung ist aus der Abbildung 6 ersichtlich.

Abbildung 5:

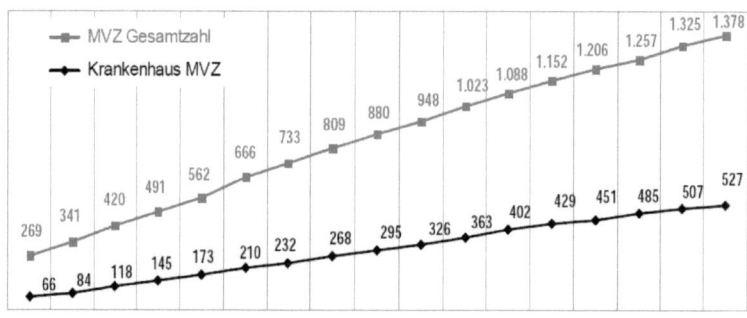

Quelle: Kassenärztliche Bundesvereinigung (2009), S. 3

5.3. Art der ärztlichen Berufsausübung seit 2005

Die absolute Anzahl der angestellten Ärzte in MVZ war im 3. Quartal 2005 erstmals höher als die Anzahl der freiberuflich tätigen Ärzte. Der Anstieg der angestellten Ärzte fällt seitdem auch stärker aus als bei den freiberuflichen Ärzten, siehe Abbildung 7.

Abbildung 6: Art der ärztlichen Berufsausübung

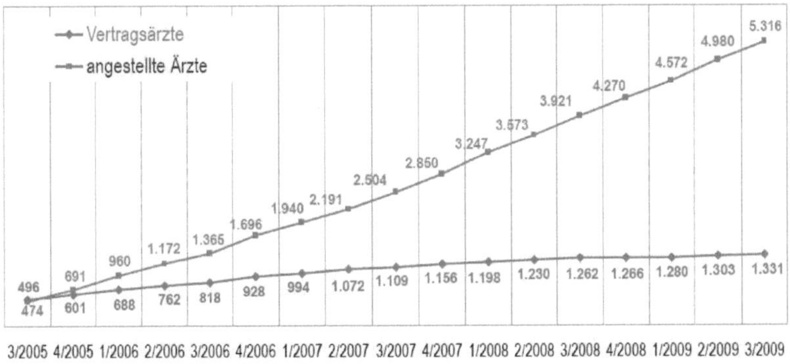

Quelle: Kassenärztliche Bundesvereinigung (2009), S. 5

5.4. Durchschnittliche Arbeitsgröße der MVZ – Entwicklung seit 2005

Die durchschnittliche Arbeitsgröße der MVZ erhöht sich nur langsam. Zum Ende des 3. Quartals 2009 arbeiteten die MVZ mit durchschnittlich 5 Ärzten. Die Bandbreite reicht dabei von Kleinsten- MVZ mit 2 Ärzten bis zu Groß- MVZ bis zu 50 Ärzten, siehe Abbildung 8.

Abbildung 7: Durchschnittliche Arbeitsgröße

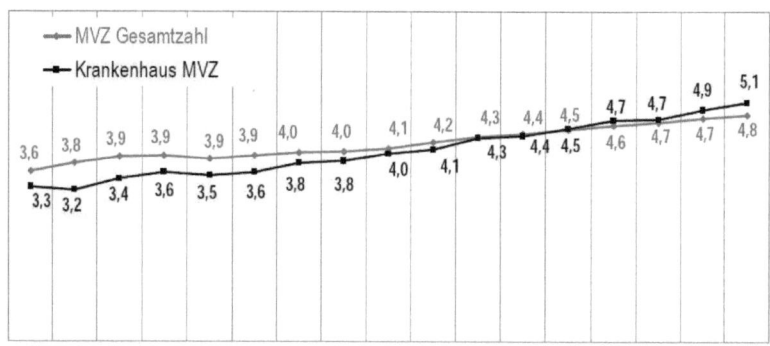

3/2005 4/2005 1/2006 2/2006 3/2006 4/2006 1/2007 2/2007 3/2007 4/2007 1/2008 2/2008 3/2008 4/2008 1/2009 2/2009 3/2009

Quelle: Kassenärztliche Bundesvereinigung (2009), S. 9

6. Empirische Analyse zu Kooperationsmotiven der Ärzte

6.1. Studie zur Ärztezufriedenheit/ Erhebungsmethoden

Zur Überprüfung der Motive der Ärzte für eine Beschäftigung in einem MVZ habe ich die empirische Studie von Schulte/Schulz von Jahr 2006 herangezogen und interpretiert.

6.2. Allgemeine Daten zur empirischen Studie Ärztezufriedenheit

Zunächst ist zu vermerken, dass sich an der Studie 89 Ärzte beteiligt haben in gesamt 10 Einrichtungen, wie z. B. das Gesundheitszentrum Potsdam GmbH, Medizinische Einrichtungs-GmbH Wildau, Medizinisches Zentrum Lübbenau GmbH, Poliklinik Berlin-Buch et al.[26]

---

[26] Vgl. Schulte, Schulz; Medizinische Versorgungszentren (2007), S. 233f

6.3. Darstellung der motivationsbezogenen Aspekte der Ärzte und Ziel der Untersuchung

Es wurden empirisch Daten zur Ärztezufriedenheit mittels Ärztefragebogen erhoben. Durch die Befragung des ärztlichen Personals sollen die Aspekte der Motivation für eine Beschäftigung in einem MVZ dargestellt werden. Ziel der Untersuchung war die Gewinnung der Erkenntnisse über eine mögliche Alternative zur traditionellen Form der Niederlassung als freiberuflicher Arzt.[27]

6.4. Auswertung der Studie

Wie beide Abbildungen (Abbildung 9 und 10) darstellen, ist ersichtlich, dass der Wunsch der Ärzte nach einer freien Entfaltung der eigener Person am Arbeitsplatz und der Befreiung von nachrangig administrativer Tätigkeit am größten ist. Auch die flexiblere Arbeitszeitgestaltung zählt bei den Ärzten zu den wichtigsten Aspekte zur Zufriedenheit am Arbeitsplatz. Auch der Aspekt Vermeidung des finanziellen Risikos der Freiberuflichkeit hat für die Ärzte große Bedeutung. Der Aspekt „Bessere Bezahlung" hingegen hat für die Ärzte eine untergeordnete Rolle. Es ist daher anzunehmen, dass die Bezahlung der Ärzte nicht der primäre Grund für die Tätigkeitaufnahme in einem MVZ sein kann.

Viel deutlicher wird es, dass für die Ärzte Sicherheit in Bezug auf Planung, Vermeidung von finanziellen Risiken sowie Flexibilität am Arbeitsplatz, weniger Bürokratie-Aufwand höher bewertet wird.

---

[27] Vgl. ebd. S. 174

Abbildung 8: Auswertung der Motivationsbezogenen Betrachtung A

	trifft nicht zu	trifft kaum zu	Trifft weitge-hend zu	Trifft voll zu	Keine Beurteilung bzw. keine Antwort	Gesamt
bessere Bezahlung	41	29	9	**5**	5	89
Planungssicherheit für die Zukunft	7	18	46	**15**	3	89
Bessere Arbeitszeiten	14	20	39	**15**	1	89
Erweiterung des Fachwissens durch interdisziplinäre Zusammenarbeit	9	34	34	**10**	2	89
Vermeidung des finanziellen Risikos der Freiberuflichkeit	8	5	30	**44**	2	89
Vereinbarkeit von Familie bzw. Freizeit und Beruf	6	16	39	**25**	3	89
Entlastung von Bürokratie	14	14	42	**18**	1	89

Quelle: Eigene Darstellung in Anlehnung an Schulte/Schulz (2007)

Abbildung 9: Auswertung der Motivationsbezogenen Betrachtung B

	ja	nein	Keine Antwort	Gesamt
Ich bereue meine Entscheidung für das MVZ nicht	75	6	8	89
MVZ führen zu einer Verbesserung der ambu- lanten Patientenversorgung	77	7	5	89
Meine ärztliche Therapiefreiheit wird durch das MVZ nicht berührt	79	5	5	89
Die Organisationsstruktur des MVZ ist klar und überschaubar	66	17	6	89
Ich mache mir Gedanken über die Zukunft des MVZs	70	15	4	89
Ich kenne die Zielsetzung des MVZs	72	11	6	89
Ich teile die Ziele des MVZs	76	5	8	89
Ich bin mit meiner Tätigkeit im MVZ zufrieden	77	6	6	89
Ich fühle mich mit dem MVZ verbunden	73	12	4	89

Quelle: Eigene Darstellung in Anlehnung an Schulte/Schulz (2007)

7. Geschlechtsspezifische Entwicklung der Absolventen der Humanmedizin und Prognose des Zukunftsszenarios

Seit dem Jahr 2000 übersteigt die Anzahl der weiblichen Absolventinnen im Fach Human-medizin die der männlichen Studenten. Dies verdeutlichen die Zahlen des Statistischen Bundesamtes von 2010 (Abb. 11). Fast zwei Drittel der Studienanfänger sind inzwischen Frauen. Daraus resultierend ist es zu erwarten, dass viele Ärztinnen Beruf und Familie mit-einander vereinbaren müssen. In erster sind die Unternehmen im Gesundheitswesen inte-ressant, die flexible Arbeitszeiten für Ärztinnen anbieten.

Abbildung 10: Studenten der Humanmedizin; Anteil weiblich, männlich (2008)

Studierende Studienfach Humanmedizin Deutschland Anzahl			
Jahr	**Insgesamt**		
	insgesamt	männlich	weiblich
2008	79 376	30 732	48 644
2007	78 545	30 608	47 937
2006	80 499	31 728	48 771
2005	79 847	32 025	47 822
2004	79 866	32 927	46 939
2003	80 991	34 360	46 631
2002	80 192	35 118	45 074
2001	80 035	36 228	43 807
2000	80 200	37 440	42 760

Quelle: Eigene Darstellung in Anlehnung an Statistisches Bundesamt (2010)

Daher kann prognostiziert werden, dass der Bedarf an flexiblen Konzepten, die sowohl die Patientenzufriedenheit als auch die Lebensplanung vieler Ärztinnen sichern soll, kontinu-ierlich steigen wird.[28]

---

[28] Vgl. Deimel, Henke, Jersch, Kaestner, Lägel, Weatherly, K.Meyer-Lutterloh; Das Gesundheitsunternehmen als Versorger der Zukunft (2009), S. 8

8. Zusammenfassung/Fazit

Das deutsche Gesundheitswesen unterliegt nicht erst seit dem GKV-Modernisierungsgesetz einem starken Wandel. Die knappen Mittel zur Finanzierung der Kosten auf dem Gesundheitsmarkt werden auch in der Zukunft weniger vorhanden sein. Als Konsequenz des medizinischen Fortschrittes gelten steigende Kosten, deren Finanzierung die Einnahmen übersteigt. Die Akteure des Gesundheitswesens müssen sich zunehmend mit den Themen Wettbewerb und Konkurrenz auseinander setzen. Auch für die niedergelassenen Ärzte und Ärztinnen bedeutet der Strukturwandel im Gesundheitswesen eine Expansion der Bereitschaft zu Veränderungen.

Eine der Möglichkeit bietet die seit 1.1.2004 implementierte gesetzliche Regelung zur Entstehung von Medizinischen Versorgungszentren. Die vorgestellte Untersuchung zeigt die neuen Möglichkeiten, die MVZ den niedergelassenen Ärzten und Ärztinnen bieten sowie deren Entwicklung in den letzten Jahren und die Zukunftsprognose anhand der Statistik der weiblichen Absolventen der Humanmedizin und der empirischen Studie von Schulte/Schulz (2007) zur Motivation der Ärzte für eine Berufsausübung in einem Medizinischen Versorgungszentrum. Anhand dieser Studie ergibt sich, dass die Priorität der Ärzte und Ärztinnen in Vermeidung des finanziellen Risikos der Freiberuflichkeit sowie flexiblere Arbeitszeitgestaltung liegt, die die Medizinischen Versorgungszentren bieten.

Die niedergelassene Ärzte und Ärztinnen in der Einzelpraxis sind zunächst in ihrer Berufsausübung freier, haben aber jedoch weniger Möglichkeiten des Austausches mit Kollegen sowie eine finanzielle Belastung und niedrigere Flexibilität der Arbeitszeiten, die ein Medizinisches Versorgungszentrum einem Arzt bietet.

Auch in den nächsten Jahrzehnten wird der Kostendruck im Gesundheitswesen nicht an Intensität verlieren und die Zahl der Medizinischen Versorgungszentren wird vermutlich aufgrund der wirtschaftlichen Rahmenbedingungen zunehmen.

Es ist daher anzunehmen, dass die Medizinischen Versorgungszentren für den niedergelassenen Arzt mit dem kontinuierlich zu erwartenden höheren Kostendruck im Gesundheitswesen die Möglichkeit der erfolgreichen Zukunftsorientierung bietet.

Literaturverzeichnis

Amelung, Meyer-Lutterloh, Schmid, Seiler, Lägel, Weatherly:

Integrierte Versorgung und Medizinische Versorgungszentren, Von der Idee zur Umsetzung, 2. Aktualisierte und erweiterte Auflage, MWV Medizinisch Wissenschaftliche Verlagsgesellschaft Berlin (2008)

Blankart B. Charles, Erik R. Fasten, Hans-Peter Schwintowski:

Das deutsche Gesundheitswesen zukunftsfähig gestalten, Patientenseite stärken – Reformunfähigkeit überwinden, Springer-Verlag Berlin Heidelberg (2009)

Böcken Jan, Katharina Janus, Uwe Schenk, Peter Zweifel:

Neue Versorgungsmodelle im Gesundheitswesen, Gestaltungsoptionen und Versichertenpräferenzen im internationalen Vergleich, Verlag Bertelsmann Stiftung Gütersloh (2007)

Deimel, Henke, Jersch, Kaestner, Lägel, Weatherly, K.Meyer-Lutterloh:

Das Gesundheitsunternehmen als Versorger der Zukunft, 1. Auflage, MWV Medizinisch Wissenschaftliche Verlagsgesellschaft Berlin (2009)

Erbe Susanne:

Wirtschaftsdienst ,85. Jahrgang, Heft 10, Redaktion Wirtschaftsdienst Hamburg (2005)

Frielingsdorf Oliver:

KU Gesundheitsmanagement, 79.Jahrgang, Baumann Fachverlage (März 2010)

Greulich Andreas:

Wissensmanagement im Gesundheitswesen, Economica Verlagsgruppe Hüthig Jehle Rehm GmbH Heidelberg (2005)

Grönemeyer H. W. Dietrich:

Gesundheitswirtschaft, Die Zukunft für Deutschland, ABW Wissenschaftsverlag GmbH (2005)

Hohmann Jörg / Barbara Klawonn:

Das Versorgungszentrum (MVZ) – Die Verträge, 2. Aktualisierte Auflage, Verlagsgruppe Hüthig Jehle Rehm GmbH, Heidelberg, München, Landsberg, Berlin (2007)

Jochheim Nina:

Erfolgsfaktoren von medizinischen Versorgungszentren, Theoretische Diskussion und empirische Befunde: Handlungsempfehlungen für das Management; Peter Lang GmbH Internationaler Verlag der Wissenschaften Frankfurt am Main (2010)

Konerding Susanne:

Der Vertragsarztsitz im Medizinischen Versorgungszentrum, Nomos Verlagsgesellschaft, Baden-Baden (2009)

Reichert Eva-Maria:

Das medizinische Versorgungszentrum in Form einer GmbH, Leipziger Universitätsverlag GmbH Leipzig (2008)

Reichl Verena :

Prospektive Auswirkungen der Kosteneinsparung im Gesundheitswesen auf Ärzte, Patienten und die Industrie, Deutscher Universitäts-Verlag/GWV Fachverlage GmbH Wiesbaden (2005)

Schmidt Bettina:

Eigenverantwortung haben immer die Anderen, Der Verantwortungsdiskurs im Gesundheitswesen, Verlag Hans Huber, Hogrefe AG (2008)

Schulte Hendrik /Carsten Schulz:

Medizinische Versorgungszentren, Verbesserung der ambulanten Patientenversorgung versus Selektion und Exklusion von Patientengruppen, Nomos Verlagsgesellschaft, Baden-Baden (2007)

Weatherly, Seiler, Meyer-Lutterloh, Schmid, Lägel, Amelung:

Leuchtturmprojekte Integrierter Versorgung und Medizinischer Versorgungszentren, Innovative Modelle der Praxis, MWV Medizinisch Wissenschaftliche Verlagsgesellschaft, Berlin (2007)

Verzeichnis der Internetquellen

http://www.aerztezeitung.de/politik_gesellschaft/berufspolitik/article/587973/drei-arbeitsoptionen-aerzte-neuen-mvz.html?sh=25&h=-1926193737 (24.02.2010)

http://www.aok-gesundheitspartner.de/imperia/md/content/partnerkrankenhaus/pdf2/pm_dkg_040107.pdf (17.05.2010)

http://www.buzer.de/gesetz/2497/al4700-13056.htm (10.04.2010)

http://www.destatis.de/jetspeed/portal/cms/Sites/destatis/Internet/DE/Content/Statistiken/Zeitreihen/LangeReihen/Bildung/Content100/lrbil05a,templateId=renderPrint.psml (08.03.2010)

http://www.gbe-bund.de/gbe10/ergebnisse.prc_tab?fid=11988&suchstring=&query_id=&sprache=D&fund_typ=GRA&methode=&vt=&verwandte=1&page_ret=0&seite=1&p_lfd_nr=1&p_news=&p_sprachkz=D&p_uid=gastd&p_aid=29077396&hlp_nr=2&p_janein=J (08.04.2010)

http://www.kbv.de/koop/9173.html (Letzte Änderung : 01.03.2010)

http://www.sozialgesetzbuch.de/gesetze/05/index.php?norm_ID=0509500 (17.05.2010)